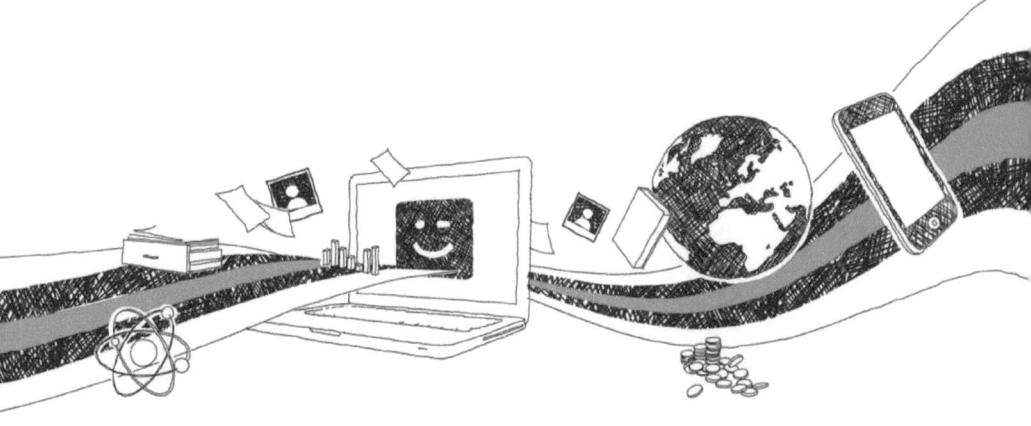
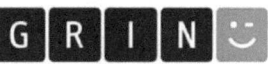

Bibliografische Information der Deutschen Nationalbibliothek:

Die Deutsche Bibliothek verzeichnet diese Publikation in der Deutschen National-bibliografie; detaillierte bibliografische Daten sind im Internet über http://dnb.d-nb.de/ abrufbar.

Dieses Werk sowie alle darin enthaltenen einzelnen Beiträge und Abbildungen sind urheberrechtlich geschützt. Jede Verwertung, die nicht ausdrücklich vom Urheberrechtsschutz zugelassen ist, bedarf der vorherigen Zustimmung des Verla-ges. Das gilt insbesondere für Vervielfältigungen, Bearbeitungen, Übersetzungen, Mikroverfilmungen, Auswertungen durch Datenbanken und für die Einspeicherung und Verarbeitung in elektronische Systeme. Alle Rechte, auch die des auszugsweisen Nachdrucks, der fotomechanischen Wiedergabe (einschließlich Mikrokopie) sowie der Auswertung durch Datenbanken oder ähnliche Einrichtungen, vorbehalten.

Impressum:

Copyright © 2019 GRIN Verlag
Druck und Bindung: Books on Demand GmbH, Norderstedt Germany
ISBN: 9783346157782

Dieses Buch bei GRIN:

https://www.grin.com/document/540373

Anonym

Powernapping. Das kurze Nickerchen am Arbeitsplatz zur effektiven Leistungssteigerung

GRIN Verlag

GRIN - Your knowledge has value

Inhaltsverzeichnis

1 Einleitung

"Nur wenige haben den Mut zu schlafen,
wann sie müde sind. Die meisten schlafen,
wenn man es von ihnen erwartet."

Diese Aussage des deutschen Schriftstellers Theodor Fontane spiegelt das Dilemma einer leistungsorientierten Gesellschaft wider. Statt sich dem Bedarf nach Ruhen bei eintretender Müdigkeit zu ergeben, zwingt die Gewohnheit dazu, den Schlafdruck zu unterbinden. Gerade in der patriarchisch geprägten Arbeitswelt ist es fraglich, ob ein kurzer Schlaf mit den Werten und der Unternehmenskultur vereinbart werden kann. Inwieweit diese Regeneration zu einer nachhaltigen und erfolgreichen Leistung führt, ist Ausgangspunkt folgender Arbeit.

1.1 Problembeschreibung

Der Ehrgeiz, trotz Müdigkeit den Herausforderungen des Alltags gewachsen zu sein, ist weniger mit Logik, als mit der menschlichen Psyche zu erklären. Während die Logik sagt, dass Müdigkeit und Leistungsfähigkeit zusammenhängen, sagt die innere Stimme, dass Schlafen Privatsache ist und damit nichts im beruflichen Kontext zu suchen hat. Bis auf wenige Ausnahmen (Bereitschaftsdienst) ist der Schlaf tagsüber aus unserem Leistungsdenken verbannt (Vgl. Filoxenidis 2011, S. 231). Dadurch wird die Eigenzeit für Regeneration durch die permanente Dauererreichbarkeit massiv eingeschränkt. Diese Zeit tendiert darüber hinaus immer häufiger in Richtung Arbeitszeit (Vgl. Zeit 2018). Wenn aber die Eigenzeit geringer wird, dann versuchen wir instinktiv, die Ruhezeiten zu verkürzen. Dies führt letztlich dazu, dass Pausen zu Kaffeeinhalationen verkümmern und Schlaf als lästige Pflicht empfunden wird. Probleme vom Arbeitsplatz werden vor dem Einschlafen weiter bearbeitet, sodass sich die Schlafenszeit hinauszögert. Infolgedessen wacht man am nächsten Tag unausgeschlafen auf (Vgl. Rüller 2013, S. 70). Die latente Sehnsucht nach Erholung wird jedoch ständig unterdrückt und auf einen späteren Zeitpunkt verschoben (Vgl. Filoxenidis 2011, S. 235).

Ein Überblick über die Folgen von der Wirkung schlafdefizitärer Menschen lässt sich jedoch schon heute darstellen. Seien es nun Unfälle oder Fehler, die ökonomische Nachteile für die Unternehmen verursachen. Insbesondere mangelnde Konzentration durch Übermüdung kostet der Volkswirtschaft enorme Geldbeträge. Wer ständig zu wenig schläft, leistet sich mehr Fehltage und arbeitet deshalb weniger produktiv (Vgl. Jakob 2017). Insofern ist es kaum verwunderlich, dass es für die Politik und für die Ökonomie eine große Herausforderung darstellt, hilfreiche Strategien zu entwickeln, die den negativen Folgen von Müdigkeit entgegensteuern (Vgl. Filoxenidis 2011, S. 235).

Da regelmäßige Ruhephasen während der Arbeitszeit noch immer als ein Tabuthema angesehen werden, hat die Gesellschaft ihr rhythmisches und natürliches Verlangen nach Erholung zu unterdrücken. Die menschliche Gehirnfunktion unterliegt demnach angepassten Bedingungen und kämpft daher ständig gegen ihre eigene Natur und das evolutionäre Erbe der Mittagsmüdigkeit (Vgl. Demmler; Lanske; Ziemer 2013, S. 51).

1.2 Zielsetzung

Ein bewusstes Schlafmanagement würde somit den Menschen und damit der gesamten Volkswirtschaft einen Nutzen bringen. Durch eine Optimierung der individuellen Schlafdauer, der Schlafqualität und der Rhythmen sowie der Ermöglichung eines Kurzschlafes im Rahmen der Arbeitszeit werden für den Einzelnen nachhaltig bessere Leistungen möglich. Davon profitiert nicht nur die Gesundheit des Mitarbeiters, sondern letztlich auch die Bilanz des Unternehmens (Vgl. Fiala; Sendner 2017, S. 3).

Um die Vorteile eines gesunden Schlafs für Körper und Geist nutzen zu können, muss nicht unbedingt auf die kommende Nacht gewartet werden. Zumal ein Unternehmen wenig Einfluss auf das Privatleben seiner Mitarbeiter hat und damit weder unterstützend noch kontrollierend zur Seite stehen kann. Zur Sicherung der Leistungsfähigkeit aller Angestellten ist es deshalb naheliegend, ein kurzes Nickerchen (Powernapping) während der Arbeit einzurichten. Dadurch bekommt der Arbeitgeber die Gewissheit, dass seine Angestellten zumindest in dieser Hinsicht gesundheitlich gefördert werden und leistungsfähiger den privaten und geschäftlichen Alltag bewältigen können (Vgl. Filoxenidis 2011, S. 240).

In diesem Zusammenhang soll in der nachfolgenden Arbeit aufgezeigt werden, wie Powernapping einen Beitrag zur betrieblichen Gesundheitsförderung leisten kann. Darüber hinaus wird dargelegt, wie ein erfolgreicher Erholungsschlaf im betrieblichen Umfeld angewandt werden soll, um nachhaltig eine positive Wirkung auf die Arbeitsleistung zu erbringen. Ob der zeitliche Verlust durch ein kurzes Nickerchen tatsächlich durch die eintretende Verbesserung der Arbeitsfähigkeit amortisiert werden kann und damit eine betriebswirtschaftliche Berechtigung erlangt, soll zusätzlich untersucht werden. Da ein kurzer Erholungsschlaf immer noch als verpönt angesehen wird, muss ein notwendiger Wandel in der Denkweise der Vorgesetzten erzeugt werden. Daher ist es sinnvoll, diese Thematik aus Sicht eines Arbeitgebers zu betrachten, da dieser für eine erfolgreiche Umsetzung verantwortlich ist.

Letztlich soll ein Weg gefunden werden, wie Powernapping in die betriebliche Gesundheitsförderung integriert werden kann. Hierbei wird vor allem auf die Ermittlung der
gesundheitsfördernden Wirkung von Powernapping eingegangen.

1.3 Aufbau der Arbeit

Der Aufbau dieser Facharbeit besteht aus zwei wesentlichen Kapiteln und beinhaltet
einen Beitrag zum betrieblichen Gesundheitsmanagement. Nachdem in der Einleitung
die grundlegende Thematik und die sich daraus ergebende Problemstellung vorgestellt
wurde, wird im nachfolgenden Kapitel zunächst die Notwendigkeit eines Powernaps
dargelegt. In diesem Zusammenhang wird ein Einblick in die Herkunft des erholsamen
Kurzschlafes gegeben und den kulturellen Umgang in unterschiedlichen Ländern vorgestellt. Dadurch soll ein grundlegendes Verständnis über die Bedeutung von Regeneration
am Arbeitsplatz geschaffen werden, um an späterer Stelle die Akzeptanz gegenüber
einer solchen Maßnahme im Unternehmen erhöhen zu können.

Um einen erfolgreichen und insbesondere nachhaltigen Erholungsschlaf zu erreichen,
müssen die Vorurteile durch einen Wertewandel in der Unternehmenskultur beseitigt
werden. Daraus ergibt sich die Notwendigkeit, dass im dritten Kapitel die existierende
Stigmatisierung eines Nickerchens am Arbeitsplatz aufgegriffen wird und die Einstellung der Mitarbeiter einer stufenweisen Anpassung unterliegt. In weiterer Folge wird
somit verstärkt auf die Auswirkungen eines Powernappings, sowohl auf die Mitarbeiter
als auch auf das Unternehmen und die Möglichkeiten der Umsetzung in der betrieblichen Gesundheitsförderung, eingegangen. Dabei werden nicht nur die Rahmenbedingungen, sondern auch eine praktische Umsetzung ausgearbeitet. Zudem soll untersucht
werden, ob Powernapping langfristig den Unternehmenserfolg steigern kann und wie
dies in Form von betrieblicher Gesundheitsförderung in Unternehmungen umgesetzt
werden kann.

Bevor eine abschließende Zusammenfassung im letzten Kapitel erfolgt, werden noch
einige Studien herangezogen, mit deren Hilfe das Powernapping als Ganzes verstanden
und im betrieblichen Kontext eingeordnet werden soll.

2 Powernapping

„Gebt den Leuten mehr Schlaf - sie werden
wacher sein, wenn sie wach sind."

Der Mensch folgt einem biologischen Rhythmus, der die gesamte Leistungskurve des Tages bestimmt. Die eintretende Müdigkeit nach dem Mittag ist somit nichts anderes als eine innere Uhr, die nach einer zweiten kurzen Schlafphase verlangt (Vgl. Hock-Rackel 2018). In diesem Zusammenhang wird im folgenden Abschnitt untersucht, inwieweit die Forderung des deutschen Journalisten Kurt Tucholsky nach mehr Schlaf seine Berechtigung hat.

2.1 Entstehung und Herkunft

Der Begriff Powernapping ist im allgemeinen Sprachgebrauch mit den Worten Schlaf, Erholung und Nickerchen gleichzusetzen und setzt sich aus den zwei Bestandteilen „power" (engl. = Kraft) und „nap" (engl. = Mittagsschlaf) zusammen. Die Entstehung ist den 80er Jahren im Silicon Valley zuzuordnen, als Programmierer aufgrund des aufkommenden IT Business Tag und Nacht zu arbeiten hatten (Vgl. Schütz 2008). Um nicht als faul oder minderleistend angesehen zu werden, hielten sie sich durch kurze Regenerationspausen über einen längeren Zeitraum wach und konzentriert (Vgl. Filoxenidis 2011, S. 232). Im Allgemeinen wird somit unter einem Powernap eine kurze Schlafperiode während des Tages verstanden (Vgl. Saletu; Saletu-Zyhlarz 2001, S. 256).

In Spanien heißt es Siesta und in vielen anderen Ländern ist eine Mittagsruhe Teil der Kultur und gehört sogar zu einer längeren Mittagspause dazu. Hierzulande dagegen ist das Nickerchen verpönt, da lediglich Kleinkinder und Senioren einen Mittagsschlaf halten. Undenkbar wäre es somit, wenn sich in ganz normalen Jobs Arbeitnehmer für eine Schlafpause zurückziehen würden. In der gesellschaftlichen Vorstellung hat eine kurze Erholung während Arbeitszeit noch keinen Platz, da ihr gesundheitlicher Nutzen verkannt wird (Vgl. Groll 2014).

In Japan hingegen gilt das Nickerchen zwischendurch (Inemuri) als Zeichen großen Fleißes, was eine völlig andere Einstellung zum Thema Schlaf und Arbeitsmoral im Vergleich zu der westlichen Welt widerspiegelt. Es ist somit ein Zeichen dafür, dass sich der betroffene Mitarbeiter in seiner Arbeit so sehr engagiert hat, dass er sogar am Tage einschläft und sich aufgrund seines Arbeitseifers erholen muss (Vgl. Zulley 2010).

2.2 Notwendigkeit des Powernappings

Dass die Nacht zum Schlafen da ist und der Mensch müde wird, ist auf einen natürlichen Tag-Nacht-Rhythmus zurückzuführen. Sobald es kühler wird, wenn Umweltreize wie Licht und Lärm nachlassen und die Schlafhormone ansteigen, dann stehen alle Signale auf einen erholsamen Schlaf. Die meisten Menschen brauchen diese erholsame Auszeit auch dringend, wobei historisch betrachtet die tatsächlich geschlafene Zeit in unserer ruhelosen Welt stetig abnimmt (Vgl. Pohl 2015, S. 2). So spielen vor allem genetische Aspekte, individuelle physiologische Bedingungen, umgebungsbedingte und situative Faktoren als auch kulturelle Aspekte eine wesentliche Rolle, die die optimale Schlafdauer der einzelnen Person bedingen (Vgl. Weeß 2016, S. 17).

Vor allem für die geistige Leistungsfähigkeit und emotionale Erholung ist mindestens ein sechsstündiger Schlaf unverzichtbar, für einen gewissen Zeitraum gibt sich der Körper auch mit weniger zufrieden (Vgl. Pohl 2015, S. 2). Das monophasige und antrainierte Schlafverhalten der Menschen entspricht jedoch nicht dem natürlichen Rhythmus des Körpers. Der Organismus ist eigentlich auf polyphasige Schlafphasen, wie es oft bei Kleinkindern mit einem 3 bis 4-stündigen Schlafrhythmus der Fall ist, eingestellt (Vgl. Spath; Braun; Grunewald 2004, S. 83). Neben gesunder Ernährung und ausreichend Bewegung stellt regelmäßiges Powernapping somit eine wichtige Säule dar, um einen gesunden Organismus sicherzustellen (Vgl. Rudow 2014, S. 280).

Forschungen der Chronobiologie haben ergeben, dass alle Menschen nach dem Mittag ein Energie- und Leistungstief haben, welches zwischen 13 und 14 Uhr besonders stark ausgeprägt ist und annähernd dem Zustand zwischen 3 und 4 Uhr nachts entspricht. Dieses Tief soll durch den Mittagsschlaf aufgefangen werden und somit Körper und Geist wieder leistungsfähig und fit machen (Vgl. Auer-Bakk 2007). Trotz Leistungstief versuchen die meisten Büroangestellten jedoch, weiter zu funktionieren. Auch wenn die Gedanken abschweifen und sie Löcher in den Bildschirm starren (Vgl. Skalli 2010).

Wie viel an verschwendeter und unproduktiver Zeit wegen Müdigkeit tatsächlich am Arbeitsplatz anfällt, kann keine Statistik wiedergeben. Bevor die Augenlieder so schwer werden, dass sie zufallen, werden von den Angestellten Ersatzhandlungen gefunden, die ein erholsames Nickerchen ersetzen sollen. Insbesondere Kaffee, Zigaretten und Pausen stellen beliebte Möglichkeiten dar, den unausgeschlafenen Organismus für einen kurzen Zeitraum mit Energie zu versorgen. Laut amerikanischen Studien werden zudem etwas längere Pausen auf der Toilette durchgeführt, um in dieser Rückzugszone unbeobachtet Nickerchen zu konsumieren (Vgl. Filoxenidis 2011, S. 242).

Die Investition in Schlafzeit dient dazu, die Lebensqualität langfristig sicherzustellen. Zu wenig Schlaf hat nicht nur starke Auswirkungen auf die Arbeitsfähigkeit, sondern ist vor allem unmittelbar am eigenen Körper zu spüren. Zum großen Teil beeinträchtigt aber ein permanentes Schlafdefizit die Art und Weise, wie der Mensch sein Leben genießt (Vgl. Filoxenidis 2011, S. 236). Ein kurzer Mittagsschlaf gehört damit zum biologischen Programm des Menschen, da es neben seiner gesundheitsfördernden Wirkung auch die Müdigkeit nach dem Essen überbrückt (Vgl. Weigand 2017, S. 155).

Das Funktionieren von Körper, Seele und Geist ist auch heute noch an bestimmte und konstante Naturgesetze gebunden (Vgl. Feld 2014, S. 5). Im Schlaf wird jede Menge des zellulären Haupttreibstoffes Adenosintriphosphat (ATP) gebildet und nachgeliefert. Ein Teil unserer normalen Müdigkeit beruht darauf, dass im Laufe des Tages viel ATP in unseren Nerven, Muskeln und anderen Zellen abgebaut wird und der ATP Abbaustoff Adenosin im Blut ansteigt. Dadurch wird dem Organismus signalisiert, dass es Zeit wird, ins Bett zu gehen, um den ATP Speicher wieder aufzufüllen (Vgl. Feld 2014, S. 10).

Daher leidet bei Schlafmangel zuerst die Schnelligkeit im Denken und Handeln, danach die Genauigkeit und Konzentration, schließlich das Gedächtnis und am Ende auch die körperliche Kraft. Aus diesem Grund spüren Menschen, die vorrangig geistig tätig sind, Schlafmangel auch früher als körperlich Aktive. Wer unausgeschlafen ist, schwächt damit sein Immunsystem und ist nachweislich anfälliger für Infekte und Krankheiten (Vgl. Pohl 2015, S. 2).

2.3 Erfolgreiche Durchführung

Gerade für Führungskräfte mit langen Arbeitstagen und häufig kurzen Nächten stellt ein Powernap eine einfache Möglichkeit dar, die Aufnahmefähigkeit nachhaltig zu steigern. Der kurze Schlaf um die Mittagszeit dient somit dazu, die Schlafdefizite, die sich im Laufe der Zeit ansammeln, bewältigen zu können (Vgl. Walzl 2005, S. 90). Bei einem Powernap geht es jedoch nicht um einen ausgiebigen Mittagsschlaf, wie er in vielen anderen Kulturen üblich ist, sondern um eine arbeitsweltfreundliche Variante des Dösens. Der Regenerationsgehalt dieser kurzen Spanne erhöht die Leistungsfähigkeit um ein Vielfaches zur investierten Zeit (Vgl. Filoxenidis 2011, S. 231).

Es ist bekannt, dass der Körper etwa zur Tagesmitte ein natürliches Tief hat und ein Bedarf an Erholung aufbaut. Dadurch lässt die Konzentration nach und die Leistungsfähigkeit der Personen ist ebenfalls für den restlichen Arbeitstag nur eingeschränkt nutzbar. Studien zeigen, dass die Fehlerquote am frühen Nachmittag zunehmend steigt und bis zum Abend weiter zunimmt. Arbeitsunfälle häufen sich demzufolge genau dann, wenn die meisten Beschäftigten schon fünf oder sechs Stunden Arbeit hinter sich haben. Das Arbeitszeitgesetz schreibt deshalb nach sechs Stunden Arbeit auch mindestens eine 30 minütige Pause vor (Vgl. Groll 2014).

In diesem Zusammenhang kommt die Frage auf, ob Powernapping überhaupt in der bezahlten Arbeitszeit oder in einer unbezahlten Arbeitspause durchgeführt werden darf. Die geldwerte Vergütung einer betrieblichen Pause ist für die juristische Betrachtung jedoch enorm wichtig. Das Thema, ob ein Erholungsschlaf vom Arbeitgeber bezahlt wird oder nicht, geht am eigentlichen Sinn vorbei. Denn Ziel des Powernappings ist es, Mitarbeiter die Mittel in die Hand zu geben, um ihre Leistungsfähigkeit zu steigern und damit einen Vorteil für die Unternehmung zu erzielen. Dass hierbei für die Mitarbeiter ein gesundheitlicher Mehrwert entstehen, ist die positive Nebenwirkung (Vgl. Filoxenidis 2011, S. 243).

Bei der Einführung einer solchen Maßnahme muss jedoch berücksichtigt werden, dass sich die Mitarbeiter wohlfühlen und nicht in ihrer Privatsphäre beeinträchtigt werden. Nur so gewährleistet die Geschäftsführung die erfolgreiche Umsetzung eines erholsamen Nickerchens während der Arbeitszeit und die Akzeptanz durch seine Mitarbeiter (Vgl. Weigand 2017, S. 155). Wichtig bei Powernapping ist die Schaffung von individuellen optimalen Rahmenbedingungen. Dies können beispielsweise Polster, leise Musik, absolute Ruhe oder die Abdunkelung des Raumes sein (Vgl. Schütz 2008, S. 29). Hierbei geht es gar nicht in erster Linie um Schlaf, sondern um die Entspannung und das Herunterfahren des Körpers für eine kurze Zeit (Vgl. Kunze 2011).

Für die Durchführung wird häufig nach einem geeigneten Raum gesucht, der geeignete Bedingungen für ein Powernapping aufweist. Dabei würde es allerdings auch in vielen Büroräumen möglich sein, direkt am Arbeitsplatz Lösungen zu finden, in denen ein Erholungsschlaf durchgeführt werden kann. Je nach der finanziellen Bereitstellung und dem Komfortverlangen des Menschen können passende Möglichkeiten gefunden werden (Vgl. Filoxenidis 2011, S. 243). Wichtig dabei ist, die individuell passende Entspannungsmethode zu finden, um abschalten zu können und die Möglichkeit des Mittagsschlafes zu genießen (Vgl. Schütz 2008, S. 30). Gleichzeitig sollte das Telefon an die verfügbaren Mitarbeiter umgeleitet werden, damit während der Erholungszeit keine geschäftlichen Ablenkung entsteht (Vgl. Demmler; Lanske; Ziemer 2013, S. 53). Auch können spezielle Schlafkapseln die Mitarbeiter durch sanfte Massagen und mit Entspannungsmusik in den Schlaf geleiten und sie auch wieder aufwecken. Es ist somit ein „Herunterfahren-Werden" für all diejenigen, die andere Entspannungstechniken nicht beherrschen (Vgl. Demmler; Lanske; Ziemer 2013, S. 61).

Diese Entspannungsphase soll die eigentliche Mittagspause nicht ersetzen, sondern zwischen zwei Arbeitsperioden erholungswirksam eingesetzt werden. Dies ist umso wichtiger, weil die Beanspruchung während der Arbeit das Befinden und physiologische Reaktionen nach Arbeitsende erheblich beeinflusst (Vgl. Rudow 2014, S. 280). Diese Art der Entspannung kann somit in dem vom Arbeitgeber zur Verfügung gestellten Zeitfenster, zwischendurch oder am Feierabend durchgeführt werden (Vgl. Rudow 2014, S. 280). Grundsätzlich ist bei einer kurzen Auszeit zu beachten, die zur Verfügung stehende Zeit so sinnvoll wie möglich zu gestalten, damit der Erholungswert möglichst groß ist (Vgl. Hübner 2006, S. 204).

Das Großhirn kann in einem Zeitraum von 20 Minuten besonders gut regenerieren (Vgl. Kunze 2011). Allerdings wird davor gewarnt, länger zu schlafen, weil der Körper ansonsten in eine Tiefschlafphase eintritt (Vgl. Groll 2014) und darauf ein lähmender Müdigkeitsüberhang nach dem Erwachen folgt (Vgl. Skalli 2010).

Um durch ein kurzes Schläfchen zu neuen Kräften zu gelangen ist es wichtig, nicht in den Tiefschlaf zu gelangen. Es gibt verschiedene Methoden, um nicht länger als 30 Minuten zu schlafen. Trotz starker Müdigkeit und Erschöpfung kann es vorkommen, dass bei einem Mittagsschlaf nicht sofort eingeschlafen werden kann. Meist sind Stress oder Anspannung der Grund dafür, dass nicht vom Tagesgeschehen abgeschaltet werden kann (Vgl. Hübner 2006, S. 236). Insbesondere für Personen, die nicht auf Knopfdruck einschlafen können, erzielen Übungen zur progressiven Muskelrelaxation eine vergleichbare Wirkung. Diese Art der Entspannung kann sowohl im Sitzen auf einem ergonomisch gestalteten Bürostuhl, als auch im Liegen durchgeführt werden (Vgl. Rudow 2014, S. 280).

Bei der progressiven Muskelrelaxation nach Jacobson handelt es sich um eine effektive Art der Entspannung, die auch für Menschen geeignet ist, die mit anderen Methoden nicht zurechtkommen (Vgl. Olschewski 1996, S. 19). Dabei werden etappenweise unterschiedliche Muskelgruppen angespannt und wieder entspannt. Bei diesem Training soll die Person lernen, die während der Nervosität oder Stress auftretenden Muskelverspannungen zu erkennen und anhand von bewusster Entspannung zu beseitigen (Vgl. Gollner; Kreuzriegler; Thuile 2001, S. 106).

Das Kurzprogramm zur progressiven Muskelrelaxation nach Jacobson besteht aus 7 Übungsschritten. Dabei soll bei jeder Übung eine jeweilige Muskelgruppe 5 Sekunden lang angespannt und locker geatmet werden (Vgl. Jabbarian 2008, S. 234). Des Weiteren muss beachtet werden, dass während der Entspannungsphase die Konzentration auf die jeweilige Muskelpartie gelegt und der Prozess der Entspannung wahrgenommen werden muss. Diese 7 Übungsschritte setzen sich aus dem An- bzw. Entspannen von folgenden Muskelpartien zusammen: rechter Arm, linker Arm, Stirnmuskulatur, Augenmuskulatur, Unterkiefermuskeln, Nackenmuskeln und Schultern. Diese Partien werden nacheinander für jeweils 5 bis 7 Sekunden angespannt und dann 20 bis 30 Sekunden entspannt, wobei in dieser Phase die gerade geübte Muskelgruppe gedanklich fokussiert werden muss (Vgl. Gollner; Kreuzriegler; Thuile 2001, S. 107).

3 Integration des Powernappings in den Arbeitsalltag

Da jeder in einem Arbeitsverhältnis stehende Mensch durchschnittlich 60 Prozent seiner Tageszeit bei der Arbeit verbringt, stellt die Gesundheit am Arbeitsplatz ein wichtiges Thema dar (Vgl. Bamberg; Ducki; Metz 1998, S. 17). Der Arbeitsplatz ist somit nicht nur eine Einflussgröße der persönlichen Gesundheit, sondern dient auch als optimaler Rahmen für eine Gesundheitsförderung (Vgl. Krause 2008, S. 42 f.). Fraglich ist jedoch, ob ein kurzes Powernapping im Unternehmen tatsächlich die Gesundheit und damit die Leistungsfähigkeit der Arbeitskräfte fördert.

3.1 Wie Nichts-tun die Leistung im Unternehmen erhöht

Nach einer Studie von Czipin Consulting werden im Durschnitt 84 von 220 Arbeitstagen unproduktiv, das heißt nicht unmittelbar wertschöpfend, verbracht. Diese 38% aller Arbeitstage sind vor allem auf mangelnde Planung und Steuerung zurückzuführen. Werden zusätzlich auch die Produktivitätsverluste wegen mangelnder Führung und Aufsicht berücksichtigt, so lässt sich feststellen, dass die Hauptursachen im höheren Management zu suchen sind. Auch Führungskräfte sind durch Übermüdung nicht in der Lage ihr volles Potential zu nutzen und sind deshalb immer häufiger überfordert (Vgl. Filoxenidis 2011, S. 242).

Bei der Annahme, dass etwa die Hälfte aller Mitarbeiter eines Unternehmens durchschnittlich 20 Minuten an zwei Tagen pro Woche ein Powernapping während der Arbeitszeit halten würden, erhöht sich die Anzahl der unproduktiven Tage um etwa zwei bis drei Tage pro Jahr. Im Gegenzug steht die Zeit von 84 unproduktiven Arbeitstagen, die sich allerdings aufgrund einer erhöhten Leistungsfähigkeit durch einen Mittagsschlaf verringert. Das Ausmaß der gesamten Produktivitätssteigerung durch Erlauben eines Powernappings am Arbeitsplatz stellt auf jeden Fall ein riesiges Potenzial für den Arbeitgeber dar (ebd., S. 242). Allerdings sind die Kosten von Powernapping schwer zu berechnen, da Leistung nicht objektiv in Geldeinheiten bewertet werden kann.

Somit werden ein großes Nutzenpotential auf der einen Seite und ein geringer Investitionsaufwand auf der anderen Seite gegenübergestellt. Infolgedessen wird ersichtlich, was eine Zeitinvestition von nur etwa 20 Minuten täglich für weit reichende und positive Auswirkungen sowohl für das Unternehmen als auch für die Mitarbeiter haben kann (Vgl. Schütz 2008).

Die Folge von auftretender Müdigkeit ist in einer Organisation für viele spürbar. Vor allem Meetings am Vormittag laufen effizienter ab, als jene nach dem Mittagessen, da die Reizbarkeit von Menschen am Nachmittag höher ist (Vgl. Filoxenidis 2011, S. 241).

Ein erholsamer Schlaf erhöht die Leistungsbereitschaft und wirkt sich somit positiv auf das Betriebsklima und auf das betriebswirtschaftliche Ergebnis aus (Vgl. Rudow 2004, S. 120). Das Nickerchen kommt somit der Natur des Menschen entgegen, da es das Mittagstief überbrückt (Vgl. Skalli 2010).

Medizinern zufolge ist ein kurzer Tagschlaf gesund. Das belegt unter anderem auch eine Langzeitstudie der Harvard School of Public Health unter 24.000 Menschen aus Griechenland. Die Forscher hatten festgestellt, dass diejenigen, die mindestens dreimal in der Woche eine halbe Stunde lang schliefen, ein um 37 Prozent geringeres Risiko für einen Herzinfarkt hatten, weil im Schlaf Stresshormone schneller abgebaut werden (Vgl. Groll 2014). Unternehmen können durch diese Art der betrieblichen Gesundheitsförderung krankheitsbedingte Kosten senken und die Produktivität weiter steigern. Darüber hinaus ergeben sich aus dem kurzen Schlaf positive Auswirkungen, wie z.B. höhere Motivation, größere Arbeitsmoral und eine bessere Arbeitsatmosphäre (Vgl. Schütz 2008).

Da die Mitarbeiter immer komplexere Aufgaben bewältigen müssen, die mit einer leistungsbezogenen Bezahlung einhergehen, ist es unabdingbar, ein Powernap in den betrieblichen Alltag zu integrieren. Die Einführung eines erholsamen Schlafes im Unternehmen stellt somit eine Win-Win-Situation für Arbeitnehmer und Arbeitgeber dar. Zum einen hat ein Unternehmen mit leistungsfähigeren und konzentrierteren Mitarbeitern große Vorteile in der Effektivität und Effizienz. Darüber hinaus steigt für den Arbeitgeber die Arbeitszeit der Mitarbeiter, da weniger Fehlzeiten durch krankheitsbedingte Ausfälle auftreten würden.

3.2 Wertewandel in der Gesellschaft

Die durch Kritiker hervorgerufenen Vorwürfe, dass Powernapping mit dem Klischee eines unproduktiven Büroschlafs gleichgesetzt wird, sind in der Denkweise vieler Vorgesetzter vorhanden (Vgl. Demmler; Lanske; Ziemer 2013, S. 53). Wer während der Arbeit die Augen schließt oder sich sogar zur Erholung zurückzieht, gilt als faul und arbeitsunwillig. Und wer das möglicherweise sogar regelmäßig tun möchte, dürfte sich den Ärger von Kollegen und Vorgesetzten ausgesetzt sehen (Vgl. Groll 2014). Ergebnisorientierte Unternehmer betrachten deshalb eher die Missbrauchsmöglichkeiten des Systems und weniger die sich daraus ergebenden Potenziale, um Mitarbeiter einer Organisation nachhaltig zu unterstützen. Anders kann nicht erklärt werden, weshalb insbesondere Unternehmen in der westlichen Welt noch nicht mehr Rahmenbedingungen geschaffen haben, um Powernapping für die gesamte Belegschaft zu ermöglichen (Vgl. Filoxenidis 2011, S. 241 f.).

In den Köpfen vieler Menschen hat sich verankert, dass sich ein Arbeitnehmer so zu verhalten hat, dass er für die von ihm erwarteten Tätigkeiten entlohnt wird. Dazu gehört auf den ersten Blick nicht die Tätigkeit des Schlafens, da hier keine wertsteigernde Leistung für das Unternehmen erbracht wird (Vgl. Filoxenidis 2011, S. 241). Zudem gibt es in den wenigsten Unternehmungen überhaupt Gelegenheiten, um ein erholsames Nickerchen durchführen zu können. Viele Betriebe haben in den letzten Jahren Einzelbüros abgeschafft und Großraumbüros etabliert, in denen jeder jeden im Blickfeld hat. In einem Arbeitsklima der gegenseitigen Kontrolle will kaum jemand freiwillig aus dem Rahmen fallen (Vgl. Groll 2014).

Schlafen am Arbeitsplatz nötigt jedem Unternehmer und auch den meisten Mitarbeitern zunächst ein vollständiges Umdenken ab. Denn geistige Erholung gilt als unproduktiv und schlafende Kollegen werden sogar als faul angesehen. Ein Nickerchen stellt damit in den Augen vieler Mitarbeiter nur eine überflüssige Gewohnheit exzentrischer Müßiggänger dar, wodurch diejenigen, die regelmäßig Mittagsschlaf halten, dies heimlich tun (Vgl. Weigand 2017, S. 155). Es trauen sich zwar immer mehr Unternehmen Ruheräume für ihre Mitarbeiter einzurichten, jedoch wird Powernapping in vielen Betrieben zwar akzeptiert, allerdings ist es nicht in der Unternehmenskultur verankert (Vgl. Schütz 2008, S. 9). Die erfolgreiche Umsetzung bedarf somit eines gewissen Mutes und Beharrlichkeit, sodass die positiven Aspekte des Powernappings in das Bewusstsein der Mitarbeiter rückt.

Bis heute fehlt jedoch den meisten Menschen das Verständnis, dass Entspannung und auch ein erholsamer Schlaf einen Wert für die Gesundheit beitragen können. Seit dem Beginn der Industrialisierung geben die Maschinen den Takt vor. Um die Zeit produktiv nutzen zu können, wurden insbesondere Arbeitskräfte von ihren natürlichen Rhythmen und ihren Schlafgewohnheiten entkoppelt (Vgl. Skalli 2010). Damit Ruhezeiten und Schlaf und in dem gesellschaftlichen Bewusstsein das werden, was sie wirklich sind, braucht es mutige Vorreiter, aktive Mitstreiter, gute Argumente, entsprechende Rahmenbedingungen und letztlich die Akzeptanz der Führungskräfte (Vgl. Demmler; Lanske; Ziemer 2013, S. 51). Denn sie sind keine lästige Pflicht oder vertane Zeit, sondern ein notwendiger Bestandteil des Lebens (Vgl. Pohl 2015, S. 4). Ist die mentale Hürde überwunden und der Mut zum Powernapping erst einmal vorhanden, finden sich geeignete Lösungen (Vgl. Demmler; Lanske; Ziemer 2013, S. 51).

Um Powernapping erfolgreich im Unternehmen zu integrieren werden häufig im Rahmen einer Projektbegleitung vier Phasen durchgeführt. In Phase 1 der Gestaltung der Rahmenbedingungen muss ein Bewusstsein der Mitarbeiter für Powernapping geschaffen werden. Meist wird durch Workshops oder Vorträge den Angestellten die gesundheitsfördernde und entspannende Wirkung eines Nickerchens ins Bewusstsein gerufen. Außerdem wird von vielen Mitarbeitern selbst festgestellt, dass Handlungsbedarf besteht und Verbesserungen möglich sind. Die Phase 2 beschäftigt sich mit der Erstellung eines Projektplans. Dabei werden Ziele erläutert, Meilensteine eingeplant und definiert sowie Kosten berechnet. Ein Projektteam, welches mit der Planung und Umsetzung vertraut ist, wird gebildet. Danach folgt die Phase 3, in der die eigentlichen Rahmenbedingungen geschaffen und sämtliche Mitarbeiter geschult und vorbereitet werden. Das Projekt wird bereits umgesetzt und somit kommt es zu den ersten Erfahrungen. Einige Teilbereiche der Umsetzung können beispielsweise die Gestaltung des Ruheraumes sein, das Erlernen von Entspannungstechniken und Workshops mit Experten, die den Nutzen und die Akzeptanz der Mitarbeiter für Powernapping stärken. Die Phase 4 stellt die Evaluierung dar. Dabei wird kontrolliert, ob die zuvor festgelegten Ziele erreicht wurden. Anschließend werden Mitarbeiterbefragungen sowie Kennzahlenanalysen durchgeführt, um die Zustimmung der Mitarbeiter und den Erfolg dieser Übung valide einschätzen zu können (Vgl. Schütz 2008).

Als Alternative zum Powernapping gibt es in immer mehr Unternehmen den Versuch, Teams nach ihrer inneren Uhr zusammenzustellen und sogar Dienstpläne nach biologischen Vorlieben zu gestalten. Die Mitarbeiter geben etwa in Unternehmen mit Schichtarbeit ihre Arbeitszeitwünsche ab und werden entsprechend ihrer Neigungen eingeteilt. Studien zeigen, dass bei einer konsequenten Berücksichtigung des Typus der Krankenstand sinkt und die Mitarbeiter sich leistungsfähiger und sogar weniger gestresst fühlen (Vgl. Groll 2014). Tatsächlich hat so gut wie jeder Mensch eine gewisse Ausprägung, ob er eher am Vormittag oder am Nachmittag produktiv ist (Vgl. Koller 2018, S. 246 f.).

4 Zusammenfassung

Zwar ist der Nutzen eines Powernappings logisch begründbar, allerdings ist es nach wie vor stark stigmatisiert. Wer in den patriarchisch geprägten Kulturkreisen während der Arbeitszeit schläft, begeht damit häufig ein Tabubruch, da es von den meisten Personen als Überforderung oder als Zeichen von Schwäche gedeutet wird (Vgl. Filoxenidis 2011, S. 243 f.). Auch hierzulande sind erholsame Nickerchen im Büro noch verpönt, gilt doch das Schlafen bei der Arbeit unvereinbar mit dem deutschen Arbeitsethos. Bei einem Großteil der Unternehmen ist Zeit mit Geld gleichbedeutend und aus diesem Grund hat Anwesenheit einen höheren Stellenwert als die Produktivität oder Leistung der Mitarbeiter.

Der Mittagsschlaf ist jedoch ein natürliches Bedürfnis des Menschen, welches im Laufe der Zeit übergangen wurde. Dieser kann zwar kein Schlafdefizit von 6 Stunden oder mehr vollständig ersetzen, jedoch trägt er nachweislich zur Leistungssteigerung bei und kann Schlafdefizite ein wenig ausgleichen. Darüber hinaus wird das unterbewusste und subjektive Wohlbefinden gesteigert, was eine positive Auswirkung auf die Gesundheit der Mitarbeiter hat. Letztlich möchte ein Unternehmen mit dieser Möglichkeit sowohl die Produktivität steigern, als auch die Unfallhäufigkeit am Arbeitsplatz senken. Für eine Geschäftsführung könnte es sich somit lohnen, stärker über Arbeitszeitregelungen und Pausengestaltung nachzudenken.

Die Fehlzeiten der Mitarbeiter, die aufgrund von unterschiedlichen Faktoren entstehen können, sind kostenaufwendig und mit viel organisatorischem Aufwand verbunden. Deshalb sehen gerade ergebnisorientierte Entscheidungsträger einen wirtschaftlichen und betrieblichen Anreiz darin, mit „Nichts-tun" die Leistung des Unternehmens zu erhöhen. Hierbei haben bereits zahlreiche Unternehmen aufgezeigt, dass der Gewinn, den Organisationen aufgrund der Einführung eines erholsamen Nickerchens erzielen, weitaus höher liegt, als die Investitionen für eine vergleichbare betriebliche Gesundheitsförderung (Vgl. Badura; Hehlmann 2003, S. 4). Ob sich Powernapping zukünftig vermehrt in Deutschland durchsetzen wird, ist auch weiterhin eher fraglich, da es erst zu einem Wertewandel kommen müsste. Deshalb scheint es an der Zeit, dass sich Menschen in der Öffentlichkeit dazu bekennen, dass sie durch einen Erholungsschlaf ihre Leistung deutlich steigern können.

An dieser Stelle gilt es ferner zu bedenken, dass ohne Unterstützerkreise die Akzeptanz eines Erholungsschlafes wohl schwer im Unternehmen erreichbar ist. Krankenkassen, Vereine oder Universitäten, die sich mit Entspannungstechniken beschäftigen, sollten deshalb als Beratung hinzugezogen werden (Vgl. Demmler; Lanske; Ziemer 2013, S. 57).

Da Powernapping letztlich von den Führungskräften und Entscheidungsträgern abgesegnet werden muss, gilt es sie mit Fakten zur Arbeitseffizienz und Mitarbeiterzufriedenheit zu überzeugen. Ein positives Image des kurzen Mittagsschlafs ist somit das Gebot der Stunde. Letztlich stärken Ruhephasen und ein gesunder Schlaf nicht nur das Team, sondern den gesamten Betrieb.

Diese Arbeit hat aufgezeigt, dass die Etablierung einer Powernapping Kultur in unserer Arbeitswelt und Leistungsgesellschaft zwar nicht einfach, aber möglich ist. Doch so wichtig die Zeit eines Nickerchens auch ist, es gibt noch weitere Faktoren, die darüber bestimmen, wie ausgeruht und leistungsfähig eine Person ist. Allerdings sollten Unternehmen ihre betrieblichen Möglichkeiten zum Gesundheitsmanagement stufenweise und geplant aufbauen.

Literaturverzeichnis

Einzelwerke

BADURA, B.; HEHLMANN, T. (2003): Betriebliche Gesundheitspolitik. Der Weg zur gesunden Organisation, Berlin: Springer

BAMBERG, E.; DUCKI, A.; METZ, A. M. (1998): Handbuch Betriebliche Gesundheitsförderung, Göttingen: Verlag für angewandte Psychologie

DEMMLER, S.; LANSKE, S.; ZIEMER, D. (2013): 30 Minuten Power-Napping, Offenbach: Gabal

FELD, M. (2014): Schlafen für Aufgeweckte. Mehr Lebensenergie durch guten Schlaf, München: Südwest

GOLLNER, E.; KREUZRIEGLER, F.; THUILE, C. (2001): Health Coaching. Gesundheit, Fitness, Lebensenergie, München: Urban & Fischer

HÜBNER, T. (2006): Die Kunst der Auszeit. Vom Powernapping bis zum Sabbatical, Zürich: Orell Füssli

JABBARIAN, A. (2008): Ängste und ihre positive Botschaft. Im Kontext der positiven Psychotherapie, Göttingen: Cuvillier

OLSCHEWSKI, A. (1996): Progressive Muskelentspannung. Stressbewältigung und Gesundheitsprävention mit klassischen und neuen Übungen nach Jacobson, 3. Aufl., Heidelberg: Haug

POHL, E. (2015): Karrierefaktor guter Schlaf. Wie Sie sich zu Höchstleistung schlummern, Wiesbaden: Springer

RUDOW, B. (2004): Das gesunde Unternehmen. Gesundheitsmanagement, Arbeitsschutz und Personalpflege in Organisationen, München: Oldenbourg

RUDOW, B. (2014): Die gesunde Arbeit. Psychische Belastung, Arbeitsgestaltung und Arbeitsorganisation, 3. Aufl., München: Oldenburg

SALETU, B.; SALETU-ZYHLARZ, G. (2001): Was sie schon immer über Schlaf wissen wollten, Wien: Ueberreuter

SCHÜTZ, A. (2008): Wie kann Powernapping einen Beitrag zur betrieblichen Gesundheitsförderung leisten und welche Erfahrungen haben Unternehmen im Bezug auf Powernapping?, Krems, Dissertation

SPATH, D.; BRAUN, M.; GRUNEWALD, P. (2004): Gesundheits- und leistungsförderliche Gestaltung geistiger Arbeit. Arbeitsgestaltung unter Einbeziehung menschlicher Eigenzeiten und Rhythmen, Bielefeld: Erich Schmidt

WALZL, M. (2005): Schlaf gut! Einschlafschwierigkeiten und Durchschlafprobleme beseitigen, Wien: Verlagshaus der Ärzte

WEEß, H. G. (2016): Die schlaflose Gesellschaft. Wege zu erholsamen Schlaf und mehr Leistungsvermögen, Stuttgart: Schattauer

WEIGAND, H. (2017): Green Marketing. Erfolgsstrategien für kleine und mittelständische Unternehmen, Freiburg: Haufe

Sammelwerke

FILOXENIDIS, M. (2011): Power-Napping: Ein unterschätzter Baustein für eine nachhaltige Hochleistungsgesellschaft, in: Winterfeld, U.; Godehardt, B.; Reschner, C. (Hrsg.) (2011): Die Zukunft der Arbeit, Berlin: Frank & Timme, S. 231-244

KOLLER, A. (2018): Digital gestützte Gesundheitsförderung - Lebensrhythmus in der Arrhythmie der Schichtarbeit, in: Matusiewicz, D.; Kaiser, L. (Hrsg.) (2018): Digitales Betriebliches Gesundheitsmanagement. Theorie und Praxis, Wiesbaden: Springer, S. 243-252

KRAUSE, A. (2008): Arbeit und Gesundheit, in: Berth, H.; Balck, F.; Brähler, E. (Hrsg.) (2008): Medizinische Psychologie und Medizinische Soziologie von A bis Z, Göttingen: Hogrefe, S. 41-46

RÜLLER, C. (2013): Wie kann unser inneres Gleichgewicht gestärkt werden?, in: Johann, T.; Möller, T. (Hrsg.) (2013): Positive Psychologie im Beruf. Freude an Leistung entwickeln, fördern und umsetzen, Wiesbaden: Springer, S. 65-76

Elektronische Quellen

AUER-BAKK, C. (2007): Schlafen Sie wohl - eine kleine Gute-Nacht-Geschichte. URL: http://www.enjoyliving.at/geist-und-seele-magazin/schlafen/schlafen-sie-wohl-eine-kleine-gute-nacht-geschichte.html (abgerufen am 14.02.2019)

FIALA, L.; SENDNER, S. (2017): Schlafmangel. Warum Müdigkeit die Zusammenarbeit ruiniert. URL: https://www.wiwo.de/erfolg/management/schlafmangel-langfristig-und-nachhaltig/20414736-3.html (abgerufen am 12.02.2019)

GROLL, T. (2014): Power-Napping. Das Büroschläfchen bleibt tabu. URL: https://www.zeit.de/karriere/2014-09/schlafen-im-buero (abgerufen am 15.02.2019)

HOCK-RACKEL, A. (2018): Entspannung im Unternehmen. Konzepte und Lösungsansätze / 2.2.4 Powernapping. URL: https://www.haufe.de/personal/haufe-personal-office-platin/entspannung-im-unternehmen-konzepte-und-loesungsansaetze-224-powernapping_idesk_PI42323_HI6546766.html (abgerufen am 18.02.2019)

JAKOB, N. (2017): Schlaf und Mangel. Müde Menschen kosten die Wirtschaft Milliarden. URL: https://www.wiwo.de/erfolg/schlaf-und-mangel-muede-menschen-kosten-die-wirtschaft-milliarden/19360360.html (abgerufen am 12.02.2019)

KUNZE, H. (2011): Powernapping: Schlaf im Büro für mehr Leistung. URL: https://www.monster.de/karriereberatung/artikel/powernapping-schlafen-am-arbeitsplatz (abgerufen am 17.02.2019)

SKALLI, S. (2010): Powernapping im Büro. Das Nickerchen für sich arbeiten lassen. URL: https://www.zeit.de/wissen/gesundheit/2010-10/Nickerchen-Powernap-Arbeit (abgerufen am 17.02.2019)

ZEIT (Hrsg.) (2018): Beschäftigung. Immer mehr Menschen arbeiten am Wochenende, nachts oder in Schichten. URL: https://www.zeit.de/wirtschaft/zeitgeschehen/2018-01/beschaeftigung-arbeitszeiten-atypisch-laenge-anfrage-linke (abgerufen am 12.02.2019)

ZULLEY, J. (2010): Der Multikulti-Schlaf. URL: http://www.dasschlafmagazin.de/wege-zumgesunden-schlaf/archiv/ausgewaehlte-artikel/multikulti-schlaf.html (abgerufen am 14.02.2019)

BEI GRIN MACHT SICH IHR WISSEN BEZAHLT

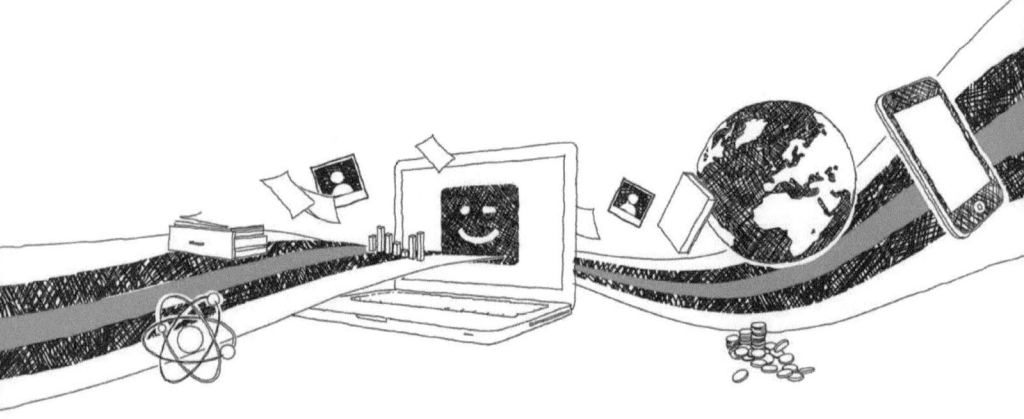

- Wir veröffentlichen Ihre Hausarbeit, Bachelor- und Masterarbeit

- Ihr eigenes eBook und Buch - weltweit in allen wichtigen Shops

- Verdienen Sie an jedem Verkauf

Jetzt bei www.GRIN.com hochladen und kostenlos publizieren

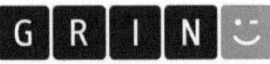